岭南中医药文库·典籍系列

麻痘蠡言

陈伯坛 撰

廣東省出版集團
广东科技出版社
·广州·

图书在版编目（CIP）数据

麻痘蠡言 / 陈伯坛撰. —影印本.—广州：广东科技出版社，2009.2
（岭南中医药文库. 典籍系列）
ISBN 978-7-5359-5030-7

Ⅰ. 麻…　Ⅱ. 陈…　Ⅲ. ①麻疹—中医治疗法②痘疹—中医治疗法　Ⅳ. R272.2

中国版本图书馆 CIP 数据核字（2009）第 004914 号

责任编辑：苏北建
封面设计：丁青云　李　宏
责任校对：陈　静
责任印制：严建伟
出版发行：广东科技出版社
（广州市环市东路水荫路 11 号　邮码：510075）
E - mail：gdkjzbb@21cn.com
http://www.gdstp.com.cn
经　销：广东新华发行集团股份有限公司
印　刷：广州市岭美彩印有限公司
（广州市花地大道南海南工商贸易区 A 幢　邮码：510385）
规　格：889mm×1 194mm　1/32　印张 2.625　字数 52.5 千
版　次：2009 年 2 月第 1 版
2009 年 2 月第 1 次印刷
定　价：18.00 元

《岭南中医药文库》组委会

《岭南中医药文库》编委会

《岭南中医药文库》出版工作委员会

主　　任　陈　兵　黄达全

副 主 任　崔坚志　傅东伟　苏北建

项目策划　李希希　邵水生　苏北建

项目组成员　苏北建　李希希　邵水生　邓　彦

丁嘉凌　吕　健　郭怡甘　严建伟

吴丽霞

《岭南中医药文库·典籍系列》选编工作委员会

主　任　李　剑　李昭醇

副主任　倪俊明　曾　召

顾　问　靳士英　赖　文　王贵忱　张横柳

委　员（按姓氏笔画排序）

王小平　卢银兰　沈创鹏　张晓红　张毅之

陈晓玉　陈冀慧　林子雄　饶　媛　柴雅倩

黄永秋　黄琦琨　梁美玲　曾　强　蒙碧玉

序

岭南，在传统上是指越城、大庾、骑田、都庞、萌渚五岭以南的地区。这个地区的地理和人文环境富有特色，是我国地域文化中的重要分支。广东是岭南地区的核心地域，近代以来社会经济和科技文化发展均走在地区的前列。在这里，传统中医药以独特的作用深得人们信赖，一直呈现生机勃勃的局面。

二〇〇六年以来，广东省委、省政府先后出台了多个促进广东中医药发展的重要文件，提出要将广东从『中医药大省』建设成为『中医药强省』，这无疑为广东中医药的腾飞增添了巨大的推动力。其中，《岭南中医药文库》（以下简称《文库》）的出版就是一项具体的措施。遵《文库》编委会之嘱作序，略述感言如下。

一

从中国文化发源来看，中国文化的主流发源于中原一带。中医药学是从中原传入岭南的。晋代有葛洪、支法存、仰道人等活跃于广东，唐代开始有李暄《岭南脚气论》等以岭南为名的方书，可见医学与岭南挂钩，岭南医学成为中医药学科的一个分支，为时至少已有千多年了。

晋唐时期，岭南的中医学就已经体现出自身的特色，例如在研究当时流行的脚弱病（脚气病、维生素B_1缺乏症）方面成果突出。唐代《千金要方》卷七论风毒状第一：『论曰，考诸经方往往有脚弱之论，而古人少有此疾，自永嘉南渡，衣缨仕人多有遭者，岭表江东有支法存、仰道人等，并留意经方，偏善斯术，晋朝仕望多获全济，莫不由此二公。』可见岭南医学善于创新。另外，从《千金要方》、《外台秘要》、《肘后备急方》等书中还可见葛洪、支法存等对蛊毒、沙虱热（恙虫病）、疟疾、丝虫、姜片虫等传染病有不少治疗方药，对岭南热带地区传染病的研究成就亦较为突出。这些成就不是由中原带来，而是吸取多地民间医药精华，加以总结得之。

宋代开始，岭南医学界人才辈出。先有陈昭遇，开宝初年至京师为医官。陈昭遇与王怀隐等三人历时十一年编成《太平圣惠方》；又与刘翰、马志等九人编成《开宝新详定本草》二十卷。绍兴年间（公元一一三七年），潮阳人刘昉著的《幼幼新书》为岭南儿科学的发展奠定了良好的基础。可见宋代岭南已有国家级的医家出现。元代释继洪撰《岭南卫生方》，其中就收录了不少宋代医家的经验方，标志着具有岭南特色的方药学已初步形成。

明清时期是岭南中医学大发展的年代。明代，有丘浚、盛端明等有名望的医家出现；还有浙江人王纶所著的《明医杂著》，是其在广东布政司任内完成的；一代名医张景岳的《景岳全书》，在粤地一再印行传世。上述著作对岭南医学的影响很大。清代，对全国有较大影响的医家何梦瑶，被誉为『南海明珠』；儋州罗汝兰著《鼠疫汇编》，丰富了对急性传染病的诊治经验；清末，西洋医学传入我国，岭南首当其冲，出现朱沛文等主张中西汇通之医家。岭南医学的中医小儿科继续取得突出成就，在清代中期刊行了罗浮山人陈复正的《幼幼集成》后，清末又有程康圃著《儿科秘要》，由博返约，把儿科证候概括为八门（风热、急惊风、慢惊风、慢脾风、脾虚、疳积、燥火、咳嗽）；治法约以六字（平肝、补脾、泻心），举一反三，给人以极大的启发。民国时期儿科名医杨鹤龄继承程氏学说，著《儿科经验述要》。杨氏在育婴堂从十七岁起独立主诊病婴，每天巡视、处理危重病婴数次，故育婴堂可称儿童医院之雏形。他积累了丰富的治疗危重病儿的经验，后来自己开业，日诊两三百人。西医张公让曾不断观察其诊证，亦深为佩服其医术之精也！

而广东草药在清代至民国时期也得到很好的整理，名作有何克谏的《生草药性备要》、《增补食物本草备考》和萧步丹的《岭南采药录》等，为中药材增加不少岭南草药品种。

上述可见，岭南医学至清代挟其岭南之特色已达相当高的水平，但岭南医学之发展达到高峰则是在民国时期后，主要是在医学教育培养人才方面成绩突出。光绪三十二年（公元一九〇六年）广州就有医学求益社之成立，相当于今天的医学会，以文会友，每月一次。被评得第一名者，发表论文于报端。上月头名即为下一届论文的主审员，无形中开展学术之竞争。后继者有广州医学卫生社。民国后，学校教育开始举办，著名的有广东中医药专门学校与广东光汉中医专门学校，均为岭南中医学界培养了许多人才。虽然民国时期受国民党政府消灭中医的压迫，但岭南医学学术仍然日益繁荣，影响至香港和东南亚一带。中医药为岭南人民健康事业立下了不朽的功勋。

回顾岭南医学发展的脉络，晋代中原移民，带来的先进医术与岭南地区医药相结合；宋代以后，长江流域的医药学术带入岭南，又促进岭南医药学的发展，加上自身的成就，岭南医药学成为有浓郁的岭南特色的医药学派。历史同时也表明，医药事业与地区社会经济发展状况紧密相关。当代广东改革开放已先行多年，经济文化各方面都打下了厚实的基础，在有力的政策推动下，聚集人才。可以寄望今后，岭南中医药学必将产生飞跃的发展，实现中医药强省的目标。

二

研究地方医药学，其实也是为中医药学事业整体作贡献。自一九七七年美国恩格尔教授提出医学模式理论以来，西方医学正在由『生物医学模式』向『生物—心理—社会』医学模式转变。其实我国传统医学一开始就重视心理、环境因素，中医药学研究还不能脱离地理环境、社会环境、个人体质、时间因素，故应该因时、因地、因人制宜地去研究疾病预防和治疗。

对于环境与人类社会的关系，古今中外都有过各种讨论。我国伟大的历史学家司马迁，在《史记》中分别论述了四个主要经济区域与人的性格和社会风俗的关系。西方的亚里士多德也将地理环境与政治制度相联系，认为地理位置、气候、土壤等影响个别民族特征与社会性质。德国哲学家黑格尔的《历史哲学》也将地理环境看作是精神的舞台，认为是历史的『主要的而且必要的基础』，不同的环境会有不同的历史进程。至于自然科学，虽然研究的是事物普遍的客观规律，但科学也具有社会性的一面，客观规律在实际应用中总是有着对特定时间、地点与人群的针对性，不同地区的客观条件也对科学实践与发展有不同程度的影响。

医学既属于自然科学，又具有很强的社会性。医学技术的基本规律是一致的，但其实际应用必须考虑到个体的特点。中医自古以来就深刻地认识到这一点，注意地理环境、气候与人的体质对疾病和医药的影响，提出了『因时制宜、因地制宜、因人制宜』的原则。唐代《千金要方》指出：『凡用药，皆随土地所宜，江南岭表，其地暑湿，其人肌肤薄脆，腠理开疏，用药轻省，关中河北，土地刚燥，其人皮肤坚硬，腠理闭塞，用药重复。』就是具体的例子。

我国幅员辽阔，由于地理环境的差异和历史上开发的先后，各个地区医学发展水平不一。而每一个地区医学水平的提高，往往也充实了中医药学理论的实际内涵。元代朱丹溪对南方人体质和疾病的认识，就很好地补充了此前以北方经验为主的医疗知识。明清时期江南瘟疫流行，又促使了温病学派的形成。岭南地区的气候、地理环境和疾病谱也有特殊性，药材资源又相当丰富，若加以认真研究，完全有可能产生创新性理论。每一个地区中医药特点的形成，必然是对传统医学理论的继承性与实际运用的创造性相结合的结果。小的突破，至少丰富了中医临床的风格，增加了地方性的应用经验；大的突破，有可能形成新学说，带来整体性的变革。所以，研究地方医药学，其意义同样是相当深远的。

三

现代中医药研究，必须坚持以临床为出发点。近代岭南有许多临床水平出众的名医，饮誉国内外。现代岭南中医药发展应继承这一良好传统，抓好临床学术的传承。建设中医药强省的文件中很重视对名医学术的整理和对基层中医的培训，是十分有远见的。本套《文库》也注重对当代名中医学术经验的整理，这种整理就是学术传承的一种方式，并可为更多临床中医提供参考。

另外，岭南中医药的发展也应加强理论的研究。岭南医学发展历程如果横向比较，有全国影响或有重大突破的中医学理论著作还是不多的。这也许与以前岭南远离北方的传统政治文化中心有关。但在学术交流频繁、信息渠道通畅的今天，要想中医药理论有大的发展，关键还是要加强研究，提高水平，要对临床经验进行凝练和升华，对中医药理论进行务实的思考。近年，我们提出的『五脏相关学说』就在全国引起较大的反响，并被纳入国家『九七三』计划中医药理论基础研究专项。在处于思想解放前沿的广东，完全应该迈出更大的步伐，促进中医药理论的现代化。

现代中医药的研究，又完全可以应用最新科学技术。葛洪《肘后备急方》记载的青蒿治疗疟疾，经过多年的不断研究实践，目前已发展成为世界最先进的抗疟新药。中医药治疗艾滋病、SARS，在临床有效的基础上，对其机制的深入研究有助于阐明其科学原理。但这种研究必须坚持中医药学主体性和中医药理论的主导性。

同样，现代中医药的发展也离不开产业的支持。广东中药产业有着非常好的基础，中药的种植和中成药的生产销售成为许多地方的支柱产业之一。正像民国时期创立广东中医药专门学校的前辈所说：『中国天然之药产，岁值万万（现在已远不止此数了），民生国课，多给于斯。』产业的发展既带动了地方经济，又为中医药的研究提供了良好的条件。研究中医药产业的发展策略，也是重要的课题。

《文库》囊括了前述各方面。这些学术、临床、科研及产业等的成果和经验得以系统整理出版，是岭南中医药界的盛事。岭南先贤梁启超先生诗云：『世纪开新幕，风潮集远洋。』相信《文库》能以海纳百川的气魄，汇集新知，刊布精义，成为二十一世纪岭南中医药腾飞的基石！是为序。

邓铁涛

二〇〇八年四月

前言

岭南医籍，自晋代葛洪以降，层叠累积。至明清，卷帙渐增，名家辈出，逐渐形成了岭南医学源于中土，又有别于中土的流派特征。岭南医药的文献遗存，更成为深入研究岭南医药学的重要基础。据郭蔼春《中国分省医籍考》，现存广东省（含今海南省）医籍一百九十一种，广西壮族自治区共录医籍六十一种。两者合计共二百五十二种，与江苏省的一千四百五十四种和浙江省的一千一百一十二种相比，体现了岭南医家重实干而少著述的特点，传世医籍尤显珍贵。这些古籍历经百年沧桑，保存状况日益恶化，亟待系统地整理、编选、影印出版，以发潜德之幽光，启来哲之通路。

要推陈出新，须先古为今用。学术研究的发展离不开对前代旧籍的研究整理，中国历来有盛世整理前代文献、古籍，重刊典籍的传统。河平三年（公元前二六年），西汉政局甫定，成帝即命光禄大夫刘向等广收旧典，编校诸子篇籍，先秦文献传之后世，盖始于此。而医书、方技，幸列其中。至赵宋建元，更设『校正医书局』专司此事。新中国成立及至改革开放，文化部和国家中医药管理局虽然先后组织整理再版了一些重要文献，但限于条件，种类不多。二〇〇五年，广东省委、省政府提出要将广东建成『中医药强省』，并将岭南医药文献的研究、整理、出版提上日程。中医药发展恰逢盛世，值此中华民族伟大复兴的清明盛世，整理编印岭南医学文献正当其时。选编者本『继绝存真，传本扬学』宗旨，延聘有关专家共襄盛举，将分藏于各地具有学术研究价值和珍贵文物价值的岭南中医药典籍，有计划地利用现代印刷技术复制，以飨后学。

此次编选出版岭南医学典籍，同人等力求甄选，真实反映岭南中医药学各学科门类学术发展的典籍，呈现典籍原貌，并对各典籍的出版、馆藏、主要学术思想和突出贡献等进行初步介绍，使之既符合古籍整理的常规，复兼顾中医药典籍的特点，仅作部分技术处理，俾存古人之旧。

由于历史原因，岭南医药典籍散布各地，同人等虽力求掌握每种版本的全面情况，确保编选质量，惟卷帙浩繁，遗漏、纰缪之处在所难免，尚望方家指教，以待来者。

李　剑

二〇〇八年十一月

影印说明

《麻痘蠡言》为麻痘诊治专书，为近代岭南伤寒派医家陈伯坛所著。陈伯坛，原名文炜，字英畦，广东新会外海人，与顺德黎庇留、鹤山易巨荪、南海谭彤晖并称近代岭南伤寒『四大金刚』。陈伯坛自幼刻苦好学，跟随乡贤先辈陈维泰熟读经史义理，精通周易，尤笃好医学。清光绪二十年（一八九四年）中举后绝意仕途，潜心研究医学，专攻仲景伤寒。光绪二十五年（一八九九年）在广府学院前（今广州教育南路南段）正式设馆行医。时两广总督谭钟麟患失眠症，屡医不效，陈伯坛以大剂量桂枝汤治愈，一时名声大噪。光绪三十一年（一九〇五年）任广州陆军学堂中国医学总教习，主讲《伤寒论》。民国十三年（一九二四年）在广州教育南路书坊街举办中医夜学馆，学员多为广州执业名医，如程祖培、鞠日华等，可见陈氏为同道所推重。民国十九年（一九三〇年），陈氏举家迁港，于文咸东街文华里设医寓，并创办『伯坛中医专科学校』，自任校长，所用教材多为自编，本书即为学校教材之一。陈伯坛先后在广州、香港创办中医教育，从游弟子甚众，如彭泽民、程祖培、鞠日华、邓羲琴、林清珊、钟耀奎、区励庵、陈甘棠、陈遂初、陈仿周、赵景明等。

陈伯坛穷数十年精力钻研仲景之学，对《伤寒论》、《金匮要略》的研究均有较深造诣，有《读过伤寒论》、《读过金匮卷十九》、《伤寒门径》等专著。陈氏既能凭精湛医术以活人，又撰有医学论著以传世，且能将独到经验以授徒，在岭南颇具影响，被推为伤寒『四大金刚』之首。

《麻痘蠡言》为伯坛中医专科学校讲义第七册。麻、痘、惊、疳历来被称为中医小儿四大证，其中麻、痘二证均为常见出疹性疾病，具有传染性，加之病情凶险，尤为传统中医所重视。麻疹，早期称为『疮疹』，至明龚信《古今医鉴》中首次记载『麻疹』一词，书中详细叙述了麻疹症状、并发症、治法与预后，并从证候上与痘疹作了鉴别。痘疹，又称天花，最早记载于晋葛洪《肘后方》中，称为『虏疮』，后又称为『宛豆疮』、『天行发斑疮』、『豆疮』、『天痘』等。《麻痘蠡言》中将麻痘一起论述，但分别就麻、痘的病机及治疗进行了阐述。其学术思想主要包括以下几方面：

对麻痘发生机理的认识有独到之处。陈氏认为麻痘本为先天胎毒，伏藏于肾，俟清阳发腠理，阴毒为肾所不容，才由少阳为引，带领坎肾之毒从上二焦出，营出中焦，卫出上焦。虽形发为麻痘，实则因为体内营卫之气已经改变，故麻痘之发生变化与营卫之气、阴阳变化密切相关，『与阴阳互为其消长，与营卫互为其盈虚』，故『麻痘之顺逆，消息在营卫；麻痘之生死，消息在阴阳』。

对麻痘发生的部位、形态、颜色、气味作了细致的鉴别。如『麻痘不宜有毒色，须见精不见毒，色华而泽者强，色惨者弱。麻痘不宜有毒臭，须闻精不闻毒，臭腥而洁者强，臭秽者弱』，『背之第三杼一痘白而赤，是肺气夺。背之第五杼一痘赤而黑，是心气夺』。并从麻痘之外形、脉诊判断麻痘之变证、死证。如『麻之鼻孔异，熏黑如釜底霜者，痘之额颅异，浮光如羹上肥者，味不归形其变一。于是麻之相去也，直长如屋漏痕者，痘之相去也，横涧如河桥断者，形不归气其变二』，『痘则五脏各有死端倪，痘流白汁腥且辛者，金脏哭而出涕死』，『最憾事是耳后尖角陷中之翳风，耳前起肉中之耳门，痘黑如炲者，是毒死少阳之痘，百无一生也』。

对于麻痘之症的发热，陈氏提出不必畏惧发热，认为此乃阳气胜所致发热，况麻痘非猝不及防之毒，麻疹身热尽十一日皮成腠理开则衣落，而麻肃清；痘疹身热尽十八日皮固而肌肉充则面落，而痘肃清。若因发热而误认为发炎甚，多方扑灭其火，反而会损害元气。

麻与痘之比较，『麻受气于卫，卫布成麻，而反压其营，则营不畅。痘受气于营，营酿成痘，而突过于卫，则卫不畅』。麻证趋势在腑，卫气行周于诸腑；痘证趋势在脏，营卫行周于诸脏，故麻疹较痘疹病情更轻。

对于麻痘的治疗，陈氏强调凡麻痘初见于面时，宜用膨鱼鳃三钱许加生姜、大枣煮粥，连服三天，认为膨鱼鳃为透麻、透痘之通用品，可作家常用。其次取蜂房一块，纳入白豆粉、甘草粉、白蜜等酿满蜂房空洞内，煎水去渣服。

陈氏反对用苦寒之品治疗麻痘，认为一切苦寒消毒品，摧残内气则有余，解除外毒则不足。提出治疗麻痘宜导引之法，方药以升麻葛根汤为首要方，因其可导地气之升，引天气之降，使太阴与太阳得开。若营卫之气不足，则可用保元汤。而升麻葛根汤宜于麻症，保元汤宜于痘症。毒盛可加少许连翘、牛蒡子。

香港曾一度痘疹流行，西医认为痘疹要从外治，一见灌浆，即加洗刷，以此十不一生，陈伯坛用中药内服救治，多所全活，因而载誉香江，可见其对痘疹的诊治有独到经验。

本书据民国二十二年（一九三三年）石印本影印，现收藏于广州中医药大学图书馆。此版本为现存唯一版本，附有周之贞先生（时任顺德县县长）题序，虽为石印本，但印刷字体娟秀，开本阔朗，保存完好，书品上乘，故选此本为底本。《麻痘蠡言》论治麻痘提倡去繁就简，治疗方法简便实用，自一九三三年刊行后未被再版。此次影印出版，可为麻痘的中医临床诊治增添新的参考书籍。

饶媛

陈伯坛 撰

麻痘蠡言

据广州中医药大学图书馆藏民国二十二年（一九三三年）石印本影印

秩南二兄先生惠存 弟筱雲贈

痲痘蠡言 左霈題簽

新會陳伯壇英畦著

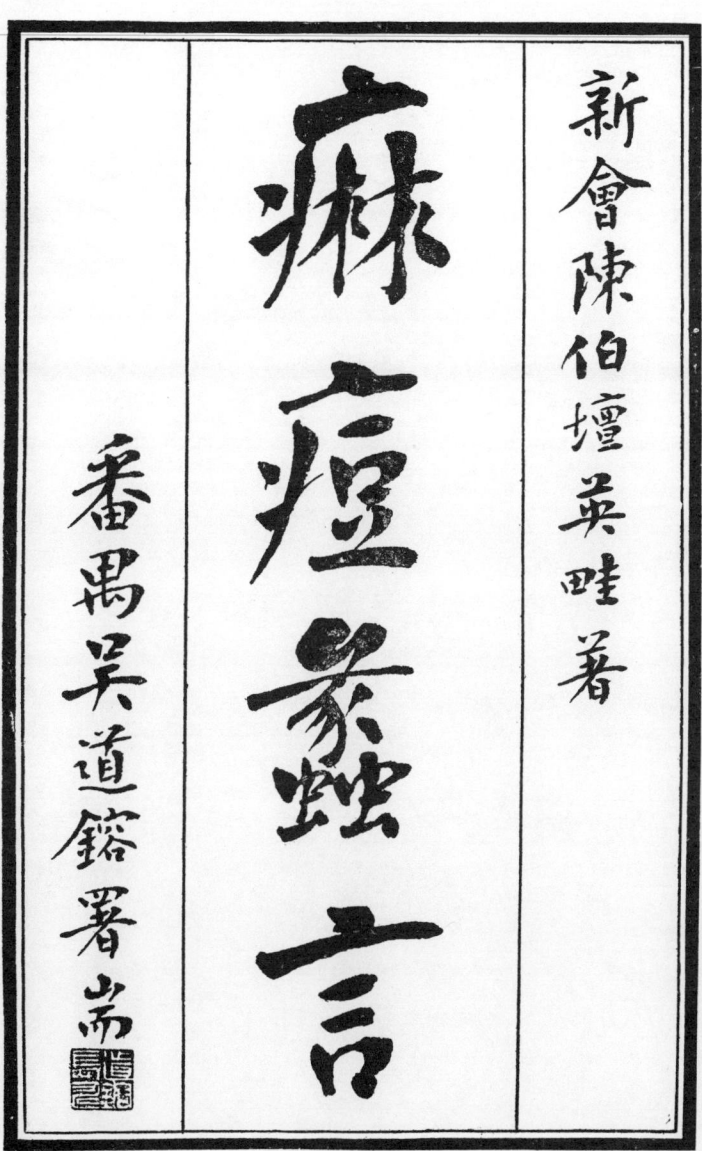

麻痘蠡言

番禺吳道鎔署

序

余有章句癖。對於仲景書尤癖。對於 先生之讀過傷寒論讀過金匱二書更一癖而別無他好。客有諷余者曰吾袖一卷書能醫仲景毒。余初疑其又挾温病以儆傷寒也詎料其忌 先生甚於忌痳痘意謂余之所阿也顯從此老之陳腐氣傳染得來思以新發明之傳染毒一小本為傷寒家下鍼砭也余不特不加斥反喜其人大可教以彼既効忠告於余必樂受余之忠告就舉痳痘蠡言之精義為藥石庶幾覺悟其昏迷明告之曰是篇即內難傷寒金匱之無字書融會無字為有字又可作前聖人之有字書觀也客未達轉以聞道屬諸余相與論文三閱月始恍然於一般痳痘家皆自絕於仲景之門故流毒每起自庸工之手往往治術窮則羣趨於種痘豈知種痘當如蜂釀蜜毋為蚊嗜膚常有種而復出之痘或面凹而洞底石臼痘相若或頭大而义腳螺疔痘相若凡此都非秀實之苗多是不良之莠幸在一粒痘不成問題耳儻或惹得一身無美觀夫非醫者階之厲耶可知種痘有效有不效亦可一不可再痘也痲也同是與生俱來之舊染皆非能害人也乃醫藥先害及應有痲痘之軀死機已伏而痲痘為之殉故痘凶痲亦凶也亦非黙黙先天毒逐年繼長也託始於腎則腎為蟄藏假令臟真之通暢無恙在火氣之游行無恙在痲痘亦久安於陰陽互根之中不出元牝之門而自若隨時可以有吉痘隨時可以有吉痲也此得自　先生知源之論余則願為傳道之下走果多數人不以狂

瞽見棄也差可自豪矣客聆言低回而若有所思余知其已神往於長者之前望著案而心寫余曰人之篤好誰不如余且有耳　先生之名恨未窺其一斑者肯令是篇淪入故紙狼藉中耶余不自禁出資製電版印五千套為贈送品非僅以一單行本盡　先生之長特是篇之作尤悲憫則思與著作並傳也知余言之必納矣書成客懷數十册以去是為序

旹

民國二十二年歲次癸酉十二月　穀旦

順德蘇羣周之貞撰

痲痘蠡言

新會陳伯壇英畦著

痲痘之順逆。。消息在營衛。。痲痘之生死。。消息在陰陽。。生死順逆之關頭。。則變化於五臟之元真。。真五臟纔是真五行。。與陰陽互為其消長。。與營衛互為其盈虛。。凡此非畢露於皮外。。如欲見微而知著。。須從無形上着眼孔。。然後可以定有形。。

故雖身形一變為痲痘。。實則營衛已被無形之變。。而後變痲痘以出皮毛。。

痲受氣於衛。。衛布成痲。。而反壓其營。。則營不暢。。痘受氣於營。。營釀成痘。。而突過於衛。。則衛不暢。。

痲症本先天胎毒。營衛顯非從出之原。先天之毒藏諸腎。其所以發無期候者。為其藏也。必俟清陽發腠理。陰毒方為腎臟所不容。一若驅之出腠理而始止。

又非腎氣為主動。乃少陽為引子。少陽帶領坎腎之毒從上二焦出。鼓動營衛之熱力為報信。營出中焦。衛出上焦。適當少陽之游部。不惟毒不敢逞。營衛亦不甘受毒。故幾經晝夜而克以熱爭也。

衛熱則下泄。營熱則上吐。俗謂之疴痲嘔症者。是未知三焦為水穀之道路。營衛壅遏水穀使之然。非受毒之見端也。

發熱甚時。少陽已帶毒入肺中矣。經謂少陽屬腎。腎上

連肺○○故將兩臟○○將者助之稱○○可悟少陽能助兩臟以解
除先天之毒○○福腎兼福肺也○○於是乎肺家忙○○
肺主氣之出入○○肺之臟真則主息○○輸精於皮毛者氣○○行
營衛陰陽者息○○無如其亟亟於下輸○○卻徐徐而下行○○覺
鼻為之塞○○而喉為之梗○○看似氣不足以息者然○○此腎毒
開始乘肺之狀態○○就令或欬或嗄亦其常○○
所急需者水穀之精為後盾○○逐毒者精○○食毒者亦精○○毒
散則精散○○衛氣又從而流散之○○如麻絮之紛披○○謂之痲
○○毒聚則精聚○○營氣又從而彙聚之○○如菽豆之豐盈○○謂
之痘○○
痲痘不宜有毒色○○須見精不見毒○○色華而澤者強○○色慘

者弱○○痲痘不宜有毒臭○○須聞精不聞毒○○臭腥而潔者强
○○臭穢者弱○○
假令痲痘不成立○○忽而沒收毛脈之精○○還入腠理○○與營
衛相推拒○○而時時發熱○○熱色中似有癮疹之未形○○是陰
痲陰痘○○髮華者吉○○毛悴色夭者凶○○
又或衛强營弱○○而兩毒俱發○○則痲在皮膚○○痘在肌肉○○
倘痲一收而毒歸於痘○○將痘一發而兩毒歸於瘡○○瘡必潰
○○謂之疹瘍○○屬浸淫瘡之一○○診疹瘍在唇○○防浸淫入口
○○膚充者吉○○皮癟肉苛者凶○○
最可喜者為水痘○○同是坎中毒○○少陽帶之出○○但甫及下
焦○○營衛辟之不得上○○則流落於膀胱○○幸受水精之賜○○

四布在毫毛。。痘質故與水泡無異。。不同真痘之漿。。黃如穀熟也。。

痳無水漿者。。一片毒。。已融成一片精。。特患封盡皮毛。。則隔絶腠理。。不獨痘忌痳亦忌。。必片片若離合。。譬彼晴雲如擘絮者佳。。

其次水痘痳痘連朝出現者亦佳。。望而知其三隊之毒。。一入三焦而分裂。。蓋氣會三焦。。諸氣會當然毒氣分。。分則降低其毒燄。。縱外形散亂。。無非藉衛氣營氣水氣之靈。。化作零星之弱點。。可以等閑視之者。。以其為見慣之毒。。毒盡自無所遺也。。

若為痳不為痘。。為痘不為痳。。痳劇則後患長。。痘劇則中變速。。總覺斯人生命。。寄在少陽。。苟誤置少陽於死地。。痘必旦夕死。。痲雖未死亦不祥。。

少陽外主腠理。。腠者三焦通會元真之處。。理者皮膚臟腑之文理。。則腠也理也。。非即少陽火氣游行内外之通路乎。。三焦又氣之所終始。。火氣終而始。。故發痲痘者火。。收痲痘者亦火。。惟少陽能貫徹初終也。。

可知熱度雖高無險象。。險在其熱一去而不回。。一旦煩躁證具。。或不煩而躁。。及躁不得卧者。。少陽已歸無何有之鄉矣。。

且有兩耳兩目為標準。。腎開竅於耳。。少陽又從耳後入耳中。。肝開竅於目。。少陽又走耳前至目鋭眥。。目得血能視

。。耳有響斯應。。毒去則腎氣取其動。。能聽而耳中愈了了
。。知少陽傳其聲於腎。。達聰者喜。。聾無聞者憂。。毒盛則
肝血貴乎藏。。能視而目中不了了。。知少陽并其絡於肝。。
冒明者喜。。神外散者憂。。
就以皮相論。。毒發須皮起。。握皮起二字為標準。。便鏡出
痲痘之內容。。皮浮於毒則可。。若毒浮於皮。。象起沙起礫
之毒。。奪精且奪皮。。必也痲之面起平。。痘之頂起平。。痲
平如尺幅。。隱隱有羅文處。。是肌腠之影子。。痲之生路在
於是。。痘平如小鏡。。微微有珠孔處。。是毛竅之影子。。痘
之生機在於是。。
則見痲之日起也。。以有水穀之精為未足。。加以清肅之氣

○○化毒為粉○○痲所以不成膿○○痘之日起也○○以有清肅之氣為未足○○加以專精之血○○腐痘為膿○○痘所以不成粉○○宜乎麗密而赤者痲○○反樂觀其邊淡白○○白影如捧日雲者○○清氣以收痲也○○圓淨而黃者痘○○更樂觀其脚鮮紅○○紅暈如太極圈者○○清血以收痘也○○

痲收有衣而無靨○○痘收有靨而無衣○○衣之色○○與乳酥相若○○則素而薄○○是衛氣之熱餘於痲○○靨之色○○與玳瑁相若○○則紫而厚○○是營氣之熱餘於痘○○

獨惜人皆畏熱○○祇識毒能熱人○○不知陽勝則熱○○乃陽氣方面熱○○又并於陽則熱○○設無陽熱之可并○○從何雙方熱乎○○然猶有流行毒之見存者○○又未知發陳春三月○○正少

陽感而遂通之時。。痲痘其應者。。僅一人一次耳。。來春何至若是。。

況痲痘非急症之比。。如期而起止者十之七。。發熱三日而見痲。。發熱四日而見痘。。俗以痲三痘四一語認定之。。已明言其非猝不及防之毒矣。。在毒輕者。。數日間營衛可以火滅痲痘為烏有。。若在我之毒重。。又焉能移我身之痲痘。。流毒他人乎。。

無怪乎營衛以熱力當一面。。日日如以秋陽曝痲痘者然。。故痲熱不已。。再身溫五日。。三日溫皮。。二日溫衣也。。復身熱三日以更始皮毛。。皮成而腠理開則衣落。。盡十一日痲肅清。。痘熱不已。。再身溫六日。。三日溫漿。。三日溫膿也○○復身熱三日以結成痘靨○○多温五日不獨更始皮毛○○皮固而肌肉充則靨落○○盡十八日痘肅清○○夫發熱稍降而温而熱○○不至陽盛無制者曷以故○○不温熱安得有涼和○○正惟陽道實而後温○○陰道虛亦温○○實陽道者肺○○虛陰道者脾也○○實者氣入○○肺氣入以行治節○○痲痘故不死於營衛之不行○○虛者氣出○○脾氣出以灌四旁○○痲痘故不死於五臟之不通也○○

從可知痲痘不能有灰燼○○天氣肺殺之○○地氣脾化之○○旬日便成陳迹○○所難堪者怫鬱不得越之太陽○○尚温温在皮裏耳○○若温未罷而增熱○○又太陽得越之明徵○○經謂陰者存精而起亟○○陽者衛外而為固○○此其候也○○

然必轉運一番。。端賴少陽樞機之神速。。且藉陽明胃脈之潛移。。得食安。。得卧亦安。。一聽命於變化之父母。。斯身受其熱而不覺也。。若疑遺熱而損穀。。又拘矣。。

痳差强於痘者。。痳耗衞氣。。痘耗營血。。則休養有間焉已。。大可限期肅清者。。正如仲聖所云。。五臟元真通暢。。人即安和。。斯語可當痳痘百年之頌也。。

反是以觀。。陽不勝其陰。。則五臟氣爭。。九竅不通。。不能不痛恨於戕害陽氣之藥物。。往往移其毒於唇四白。。倏然襲白環唇有異樣者。。便將脾胃大小腸三焦膀胱各部分。。一齊封鎖。。各部名曰器。。其華在唇四白故也。。孰意其變也突然。。五臟有五部之難測。。八會有八穴之堪虞。。痳或可以從暑。。痘則一粒一釘心。。假如伏兎一痘黑而黃。。是腎氣奪。。腨腸一痘黃而青。。是脾氣奪。。背之第三杼一痘白而赤。。是肺氣奪。。背之第五杼一痘赤而黑。。是心氣奪。。項之僅離髮際一痘蒼而白。。是肝氣奪。。凡一臟無氣庸可治。。若一臟先死。。則四臟無倖生。。

又如骨會之大杼。。血會之膈俞。。氣會之膻中。。腑會之太倉。。臟會之章門。。脈會之太淵。。髓會之絕骨。。筋會之陽陵泉。。發出中空之痘。。如粟殼。。如豆衣者。。得治則生多於死。。失治則死多於生。。

最憾事是耳後尖角陷中之翳風。。耳前起肉中之耳門。。痘黑如炲者。。是毒死少陽之痘。。百無一生也。。

更有容易錯過者。其一為血氣入臟即死。入腑即愈。其一為脈脫入臟即死。入腑即愈。入腑入臟若天淵。可悟金匱已括痲痘而言。仲師又曰非為一病。百病皆然。不啻為患痲痘者告矣。

痲痘與陽道反比例。陽道宜實。痲痘宜虛。若痲實衛氣。則衛實脈外。痘實營氣。則營實脈中。是之謂實氣相摶。氣實有毒在。必陽虛無氣在。陽不攝血。毒將害血。血氣與毒氣不相投。遂避實而入於虛。故曰入臟。是又多此不并於陽之血氣實臟陰。臟厥脈必厥。脈者血之府。血脈兩相合。自能兩相溫也。兩離則兩冷。不止手足冷而身冷。且脣口青。厥到脣口矣。痲痘之冷不待言。俗疑為毒陷者。殆未知卒死之由者也。
入腑則以水穀之海為依歸。因其為氣血之大原。兼養五
臟氣也。中土之氣王。斯陽明之令行。旋以水穀之精氣
續營衛。以營衛之羡餘充經血。以經血之羡餘溫膚肉。
彼虛而無薄之痲痘。焉能久客虛形乎。故曰即愈。
此與脈脫有異同。營衛有更新。無所謂脈脫。患在痲傷
衛過甚則衛不至。痘傷營過甚則營不至。脈外無衛。脈
中無營。是虛有其脈。故脈脫。即指陰陽脫離經血。無
形無質。獨自行陽。獨自行陰之謂。脈合陰陽也。
其所以入臟者。脈資始於腎間動氣。始於臟者也。入臟
是返始之脈。不能復始。即終於臟之時。斷曰即死。眾

目共見其死於毒○○誰料陰陽先死乎○○
畢竟痳證趨勢在腑○○衛氣行周於諸腑○○痘證趨勢在臟○○
營氣行周於諸臟○○當然痘吃虧而痳便宜○○
然入臟無非因營衛不隨行○○入腑無非藉胃氣為嚮導○○入
焉而資生於胃之穀氣○○安有脈生而人死之理○○即愈云者
○○恐人猶茫然未敢預决也○○寸關尺為痳痘所掩○○舍脈而
問痳痘者多矣○○
是又宜觀變在未變之前○○舉四證以為例○○果如素問所云
精食氣○○形食味○○則目前無意外○○化生精○○氣生形○○則
日久無意外○○
設也痳之鼻孔異○○熏黑如釜底霜者○○痘之額顱異○○浮光

如糞上肥者。。味不歸形其變一。。於是痲之相去也。。直長如屋漏痕者。。痘之相去也。。橫濶如河橋斷者。。形不歸氣其變二。。痲之相連也。。斜趨如蟻逐隊者。。痘之相連也。。錯亂如雨跳珠者。。氣不歸精其變三。。痲之榮枯不一也。。蕭踈如火烙印者。。痘之突凹不齊也。。纍堆如瓜窳瓤者。。精不歸化其變四。。

痲痘均以第五變爲終局。。痲後有欬亦有利。。欬甚利甚喘滿死。。不喘不滿則肺移熱於腎。。傳爲柔痙死。。不死亦恐未來之夭札。。先伏其機也。。

痘則五臟各有死端倪。。痘流白汁腥且辛者。。金臟哭而出涕死。。痘流青汁臊且酸者。。木臟呼而出淚死。。痘流黑汁腐且鹹者。水臟呻而出唾死。痘流赤汁焦且苦者。火臟笑而出汗死。痘流黄汁香且甘者。土臟歌而出涎死。不死必有避死之法在。一避風。二避寒。三避霧。四避溼。五避宿食。金匱謂風令脈浮。寒令脈急。霧傷皮腠。溼流關節。脈浮毒反沈。脈急毒反緩。霧傷毒必癢。溼流毒必疼。又曰食傷脾胃。極寒傷經。極熱傷絡。食傷則毒侮中土。痘肆寒。痳肆熱。因而經絶絡。腑絶臟。極則死而已。

此雖仲聖為千般病難立防閑。關於痳痘為特切。緣胎毒是人人所共有。與生俱來之痳痘。非與死俱來之痳痘也。曷若生還其不死之胎毒。如長在母腹之中。不供羣醫之刀俎乎。

養子從來多未學。保赤之誠是師資。彼夫婦之愚。可以與知調護者。好生之德。未絕於人間也。

就如鰺魚腮一物。腮質輕而清。腮瓣小而圓。橫排如簇花枝。直垂如穎禾穗。用以治九竅閉塞之痲症。覺水精洋溢。懿乎其純。度非鯛魚之比。奇在鰺字出漁家創造。殆彭年之兆。可預卜者然。凡痲症現面時。取鰺魚腮三兩排。生薑六大片。大棗六枚。煮糜粥食。連食三天。一洗痲症之毒而空之。

其次取蜂房一塊。納白豆粉甘草末白蜜各等分。釀滿其空。名釀蜂房。煎水去滓服。納胎毒於最無毒之空洞圈

○○潛通稼穡之靈○○此易知易從之家製藥○○毋庸假手於凡醫○○

至若人人耳熱之湯方○○則首以升麻葛根湯為導引法○○導地氣之升○○引天氣之降○○先開太陰一方面○○續開太陽一方面○○是連帶導引法○○

緣痲痘以太陽得開為上吉○○凶在閉而且塞故也○○行麻葛則寧被閉皮毛○○不令塞毛竅○○寧使太陽開在毒閉之內○○不令太陽不開在毒塞之中也○○

彼始終無熱狀○○面青白而見痲痘者○○當憫其太陽無禦毒之能力○○痲痘密則宜麻黃附子甘草湯○○痲痘疎則宜桂枝去桂加茯苓白朮湯○○二方足匡麻葛之不逮○○以其有升降

陰陽之妙用。。一方有一方之導引也。。
如嫌其畧於解毒。。每湯加釀蜂房一餅足矣。。若面青白如
故者。。服至呈現太陽之熱狀為度。。
仍服升麻葛根如前方。。復導引營衛以保障太陽。。啟毒閉
者衛。。衝毒塞者營也。。
營衛若不足以供。。則保元湯尤迎機而導。。方內參補營。。
芪補衛。。桂甘溫升太陽。。為痲瘄通用之神劑。。不過多服
麻葛宜於痲。。多服保元宜於瘄。。毒盛但加少許連翹牛子
斯已矣。。無加味之必要也。。
坊間各種痲瘄書。。多半是杜撰。。可取者十之一二。。可刪
者十之八九。。尤無稽者謂痲後還入腹。。再傳五臟而後已

○○痘前未出腹○○先傳五臟猶未巳○○直視臟内無真氣守護○○一任痳痘自由其出入○○此等臆說○○最足惑人○○無怪乎對痳則疑臟毒無底止○○對痘則疑臟毒有所遺○○豈知一切苦寒消毒品○○摧殘内氣則有餘○○解除外毒則不足○○必先内氣被陷○○而後毒外陷○○内氣被攻○○而後毒反攻○○上言癮疹痘瘡之屬○○是毒陷之變相○○發生種種之要害症○○是毒反攻之變相○○又宜黃芪建中湯加痳葛主毒陷○○四逆湯加參芪鰾魚腮主毒反攻○○反攻有部分○○宜兼五臟藥○○心部加芩連○○肝部加連蘖○○脾部加柴芎○○肺部加銀貂○○腎部加知蘖○○導引解毒藥從臟攻出外○○臟氣實則庶幾有轉圜○○

若一面反攻一面潰○○痘流五色汁者○○可合四逆保元加阿膠珠五豆釀蜂房統治其五汁○○

若不中五臟部○○但中八會穴者○○可合保元麻葛加地黃天冬鰺魚腮統治其八穴○○

痲與痘之比較○○痲不攻四臟○○但攻肺部分○○或欬或利或瘂○○皆餘毒未干休○○宜知蘗八味湯加釀蜂房以尾其後○○

若毒不反攻而反實○○痲實衞而連於營○○痘實營而連於衞○○則入臟可慮○○宜當歸四逆湯加麻葛參芪釀蜂房導之以入腑○○

若忽然聾少陽之耳○○百節皆縱○○目睘絕系者○○一日半死○○宜升麻合保元加炮薑附子雄黃鱉甲鰺魚腮○○更始少陽

於萬一。。

勿疑附子有大毒。。無裨於痲痘也。。其人不勝諸藥之寒而毒者。。自能勝附子之熱而毒。。經謂大毒治病。。十去其六。。未有曰十死其六也。。然亦為應變立方耳。。茍非誤治致變。。何庸變換麻葛保元乎。。

或者曰。。金匱不立痲痘門。。疑仲景當時無胎毒。。則目之為近世天行病。。未始無因。。吾謂凡在七十四五六甲子之孩提。。情欲之胎無不毒。。非所論於天地交泰有男女。。出自乾坤六子之遺形。。所謂人生於寅者。。廼感生為之始。。無胎生也。。自男女媾精而後。。素問謂生之來。。謂之精。。無所謂之毒。。方書謂痲痘有終其身而不出。。毒雖有而若無。。
況中天時履帝武敏歆而誕者有其一。。是感生之最後。。成周時一母連誕四乳者有其八。。是孳生之最奇。。此外德流氣薄而生者何限。。建安年代。。死於傷寒者十居七耳。。未聞以胎毒夭者。。痲症絕少死亡可知。。

若謂仲聖對於痲症未發明。。遂以新法恣其所措。。試思非痲非症而橫夭莫救者又何限。。仲聖奚止教人守其法。。並教人一一師其意。。誠能推仲景之恩而及於痲症。。勝於妄投藥石者萬萬矣。。

古有神症法。。方書謂凡症汁納鼻。。呼吸即出。。凡字言其普及。。即字言其神速。。呼字吸字言其不致呼吸動搖。。亦不同呼氣不入。。吸而不出之肺癰也。。

後易為種痘。。取童痘漿種入兩臂之清冷淵穴。。獲神效者更如操左券。。古法遂不能專美於前。。設當時有以傳染之說難之者。。彼正以傳染得之為效果。。蓋外來之毒入而化。。斯內蘊之毒出而神。。清冷淵廼手少陽穴。。直接少陽則種臂。。間接少陽則納鼻。。二法皆從靈樞少陽屬腎三句悟出。。特由鼻而肺而皮毛。。則痘印無定在。。惟由臂上刺入腠理。。則痘印深而久。。愈以見少陽之遺澤。。常在腠理也。。

俗又疑瘋疾多從痘種得來。。此莫須有之疑案。。仍非証實。。一種痘而瘋痘齊發者。。我未之見也。。

今則實行洋痘法。加以審慎釋羣疑。且放漿在臂。暗與手少陽穴若離合。宜其得美滿之痘以示人。若不計部位。不問時期。年年受種痘之賜。亦人人公認為有效。究竟考驗出若何毒菌。恆蝺聚於編户齊氓耶。是所望於有識者之研究也。

閒有一門兒女。痘患寖尋。竟無何而占勿藥。此殆似是而非之傳染病。其莫之致而致者幾為之。所謂木葉於春。栗芽於室。同氣感召之理微。由於羣倫更化之道大。尤特異者。孕婦出痘及臨盆。母有痘而子無痘。以最易傳染之胎卵不傳染。顯見母痘不移毒於子。芽兒出痘在襁褓。子有痘而母無痘。以最易傳染之胞乳不傳染。顯見子痘不移毒於母。。

吾於金匱婦人妊娠門。。得一字師。。首條末句曰則絕之。。絕訓隔。。隔絕其疾苦。。正完成其天年。。胎前十方。。先授人以絕字訣。。母絕子而後克有其子。。子絕母而後得有其母。。素問指妊娠曰重身。。子母異體之稱也。。俗謂孕婦芽兒無凶痘者。。是又不假人為之神痘。。自有杜絕後患之胎息為主權。。

胎前類皆氣盛於血。。陽氣胎氣交迫而成痘。。痘質稀水多而濃液少。。治宜以雞冠血點目銳眥。。餘血盡塗舌上。。連施三五次。。痘膿自充。。特孕婦痘囊厚。。宜酌用鰾魚腮。。芽兒痘囊薄。。宜酌用釀蜂房。。兼以西河柳煎水代茶。。芫

妥煮入糜粥食○○此等透痲透痘之通用品○○則家有餘師矣○○

若年齡長而出痘遲○○凡死於痘者○○實死於病○○非謂其一面出痘○○一面得病也○○謂其痘前治病不中病○○無病反增病○○質言之無非死於藥○○

由於人人對於幼科○○救病如救火○○殊不知初歲孩提○○依火為命○○微論其他○○例如生下九十六日○○三十二日一變○○六十四日一蒸○○閱五百七十六日○○六蒸六變○○必六見火氣之游行○○則發熱在所難免○○其不得不變者○○臟真微露五行之相尅○○狀如驚○○金匱所謂損有餘○○其不得不蒸者○○臟真微露五行之相生○○狀如冒○○金匱所謂補不足○○

其不得不發熱者。少陽發動。活現神機也。然必陽根盡秘。耳骫俱冷。且上唇内有白泡粟起如魚目。一點化元。形精所系。生之本也。苟誤認蒸變為發炎甚。多方以撲滅其火。即戕害其脈。緣在體之脈。本原於在天熱而在地火。靈樞謂是以知病之在脈者。脈病與君火相火有關係。非予人以共知也。脈法又謂脈病人不病。病形已印入坎腎中。留為異日之痘形。故種種帶病而出之痘。壯火散氣從此終。無病而出之痘。少火生氣從此始。舉一火字可以例其餘。視在乎能有洞若觀火之眼光。辨別其壽命之短長。方不為痘科書所紿也。

痘疹書開卷便說痘曰天瘡○○疹曰痲子○○痘屬五臟○○疹屬六腑○○疹為陽毒宜清涼○○痘為陰毒宜溫補○○此等常譚○○千篇一律○○皆濫觴於黄西邱順險逆三圖○○聶久吾復於逆症三十圖中○○取定一十三圖○○斷為確不治○○遂紀其險症得活者○○著活幼心法行世○○繇是張遜玉之新書○○朱純嘏之定論○○附入久吾家數○○仍不出西邱範圍○○厥後輾轉於周甄陶周循南之手○○梓行痘疹精詳凡十卷○○滿紙皆黄聶張朱諸緒論○○錢劉陳王等話頭○○不嫌數見則已矣○○猶以摭拾羣言為未足○○復節錄雲翼子二十八股怪痘○○馮楚瞻錦囊中之五善七惡痘○○及坊刻異痘二十七○○秘傳項方二十四○○其餘則改頭換面○○彙證彙方三百二十

餘種○○腑有散見之證○○重出之方不在內○○取材太濫○○複衍殊多○○祇可謂之長於剿襲○○未見得其精詳○○

翁仲仁輯著金鏡錄○○與二周同一技倆○○沒收靜遠主人之編段○○朱張陳萬之歌詞○○歌有歌剿說○○賦有賦雷同○○除金鏡五賦外○○尚有六賦○○篇幅已極冗長○○猶復瑣瑣屑屑挪開九十五節○○彙錄八十四方○○並舉出百味藥為應用品○○抽出二十三味藥為禁用品○○彼以為不如此不能網盡流毒也○○實則與藥肆賣藥同性質○○侈陳其經驗之富○○鼓吹藥物無以異○○

謝璞齋痲科活人書○○更掩飾其技倆○○掠靜遠主人之美○○而以刪改炫一己之長○○改痲疹骨髓賦為七段○○改痲疹西

江月為三十二則○○創立一百零八條痲科病○○祇得第十七十八十九條有痘字○○創立三百一十八條痲科方○○亦祇三條有治痘字○○彼既斤斤於補治痲之闕○○而拾痘科書之遺○○無怪其誤認痲痘之通病但作痲科病○○誤錄痲痘之通方但作痲科方○○又彙舉九十九味藥謂宜於痲○○三十六味藥以尾出痲之後○○分明與翁氏百味藥十同其七八○○何必强分痲痘為兩路○○彼則治痘而遺痲○○此獨治痲而遺痘○○可知種種著述家○○標目雖殊○○而資料則一○○分看之似獨出心裁○○合觀之則徒費目力○○如欲删繁就簡執一二語以括陳言○○則痲痘書中○○亦有可取者在○○如逆痘類所謂無根痘○○異痘類則無根痘與有根痘相並題○○一根字可謂

談言微中矣○○舉痘以例痲○○有根無根四字亦盡之矣○○明乎痲痘根深於坎腎○○依水火之互根以延年○○始曉然於痲為枝葉○○痘為花果也○○明乎陰陽又互根於水火○○本火氣以行陽○○痲痘即陽氣之枝葉○○賴有陰精之內涵○○始曉然於陽主外而陰主內○○痲痘外向故發熱○○其為有根稱火之熱○○抑為無根脫火之熱○○若天淵也○○明乎心臟火為真○○真心以真火通四臟○○始曉然於臟真即五行之互根○○痲痘又五行之枝葉○○有筋氣骨氣肉氣血脈之氣○○玉成其痲痘○○加以行營衛陰陽之天氣○○發育其根荄○○縱障礙其身而不覺者○○元真之無恙可想也○○明乎痲移根於衛○○則衛肖痲○○痘移根於營○○則營肖痘○○是又營衛為枝葉○○而痲痘

為花果○○一若痲痘合營衛以俱化○○始曉然於凡吉痲吉痘○○必自有而之無○○有根可作無根論也○○明乎太陽根起於至陰○○陽明根起於厲兑○○少陽根起於竅陰○○陽根起○○正抜痲痘之根以出陽○○太陰根起於隱白○○少陰根起於湧泉○○厥陰根起於大敦○○陰根起○○正斷痲痘之根以入陰○○始曉然於陰陽與痲痘不相得○○少陽且有安插痲痘之特權○○凡根起之處○○非流毒敢橫肆於其間也○○就如上言五部八會之要害穴○○自有三焦之網膜為守護○○潛通腠理之靈○○在出痲痘者未知便宜耳○○脱令變出意外○○則牽一髮可以動全身○○當於兩足之根穴露端倪○○若陰陽無根起之餘地○○是三陰三陽先受病○○毒未形而無根之機伏○○百怪之痲

痘出其中○○操方術者不以其根蒂之幼稚而忽諸○○則兒童之受賜實深矣○○雖然○○惟上工為能治未病○○吾輩祇有本懲前毖後之隱衷○○與社會相見以誠○○是篇直為自身補過而作○○然猶以為未當也○○廼五十年來之識見仍未逮○○又失諸輕易立言者也○○

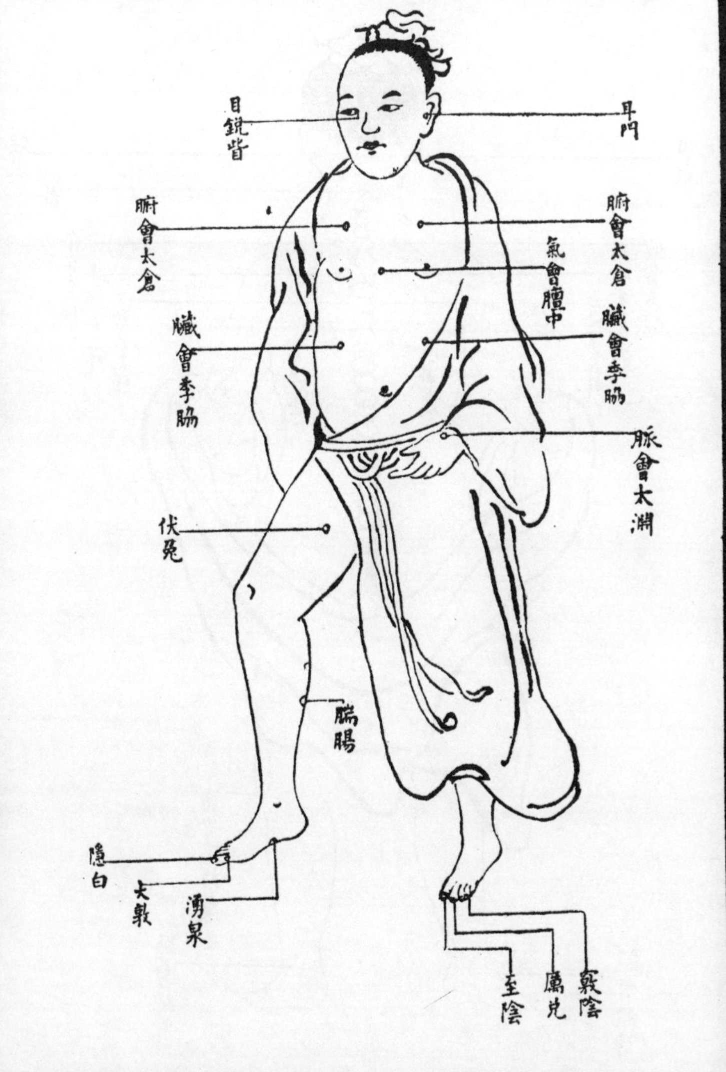
目銳眥
耳門
腑會太倉
腑會太倉
氣會膻中
臟會季脇
臟會季脇
脈會太淵
伏兔
腨腸
隱白
大敦
湧泉
至陰
厲兌
竅陰

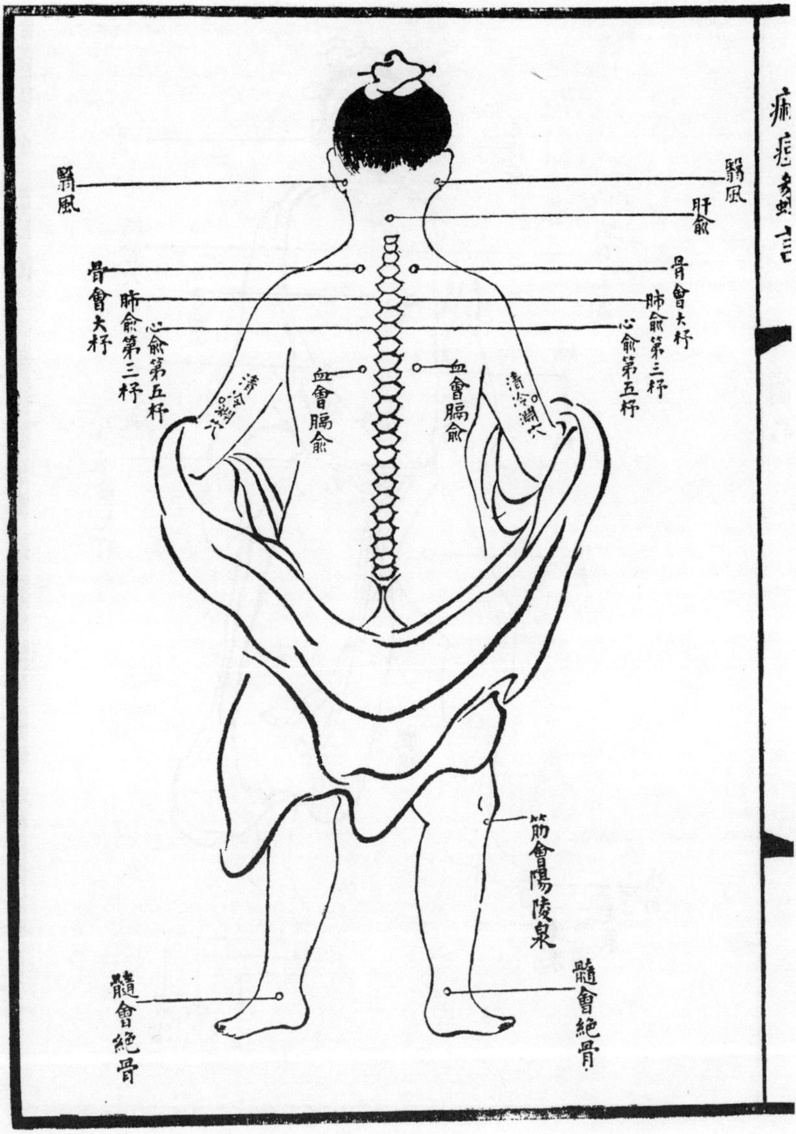
痳症彙言
翳風
翳風
肝俞
骨會大杼
骨會大杼
肺俞第三杼
肺俞第三杼
心俞第五杼
心俞第五杼
清冷淵穴
清冷淵穴
血會膈俞
血會膈俞
筋會陽陵泉
髓會絕骨
髓會絕骨

升麻葛根湯方

綠升麻三錢 葛根三錢（原乾不用灰醃） 白芍二錢 炙甘草錢半

右四味 以水碗半 煮取一碗 溫服

麻黃附子甘草湯方 或加釀蜂房

麻黃三錢（去節 不用滾水泡過青色 先煎去上沫） 附子五錢 炙甘草三錢 釀蜂房一餅

右四味 以水二碗 煮取一碗 溫服

桂枝去桂加茯苓白朮湯方 或加釀蜂房

白芍九錢 炙甘草六錢 生薑九錢 肥南棗十枚

雲茯苓九錢 白朮九錢 釀蜂房一餅

右七味 以水三碗 煮取一碗 去滓溫服 小便利則愈

保元湯方或加連翹牛子

黄耆六錢　生防黨六錢　桂枝尖四錢　炙甘草三錢

連翹錢半　牛子錢半

右六味　以水二碗半　煮取一碗　温服

黄耆建中湯加葛根湯方

黄耆一兩　桂枝尖一兩二錢　白芍二兩四錢　炙甘草八錢

生薑一兩二錢　肥南棗十二枚　根葛四錢原乾不用灰醃　麥芽糖一兩

右八味　以水四碗　煮取一碗　去滓　納麥芽糖　更

上微火消解　分温再服

四逆湯加參耆鰺魚腮湯方

川乾薑五錢　炮附子一兩　炙甘草五錢　生防黨五錢

黃耆五錢　鰾魚腮三指許

右六味　以水二碗半　煮取一碗　温服

五加法

心部加黃芩黃連各一錢半

肝部加黃連黃柏各一錢

脾部加柴胡白芍各二錢

肺部加銀花連軺各一錢半

腎部加知母黃柏各一錢半

四逆保元湯加阿膠五豆釀蜂房湯方

川乾薑五錢　炮附子一兩　炙甘草五錢　黃耆六錢

生防黨六錢　桂枝尖四錢　阿膠四錢　黃豆白豆紅豆

綠豆黑豆各五粒 釀蜂房一餅

右九味以水三碗半 煑取一碗 溫服

保元麻葛加天冬地黃鰟魚腮湯方

黃耆六錢 生防黨六錢 桂枝尖四錢 炙甘草五錢

綠升麻三錢 葛根原乾不用灰醋三錢 白芍二錢 天冬六錢

地黃六錢 鰟魚腮三指許

右十味以水三碗半 煑取一碗 溫服

知柏八味加釀蜂房湯方

大生地八錢 丹皮三錢 山萸肉四錢 知母二錢

淮山四錢 黃柏二錢 雲茯苓三錢 澤瀉三錢

釀蜂房一餅

右九味　以水二碗半　煮取一碗　温服

當歸四逆湯加麻葛參耆釀蜂房湯方

桂枝尖九錢　南棗二十五枚　白芍九錢　綠升麻四錢

炙甘草六錢　葛根四錢原乾不用灰醃　北細辛九錢　生防黨九錢

大歸身九錢　木通六錢　黃耆九錢　釀蜂房一餅

右十二味　以水八碗　煮取一碗半　分温再服

升麻合保元加炮薑附子雄黃鱉甲鰟魚腮湯方

黃耆六錢　生防黨六錢　桂枝尖四錢　炙甘草四錢半

綠升麻三錢　白芍二錢　炮乾薑四錢　附子四錢

雄黃二錢　鱉甲六錢　鰟魚腮三指許

右十一味　以水四碗　煮取一碗　温服

西河柳　一把

芫荽　一把

雄雞冠血　生用盡

鰟魚腮　見上原文

釀蜂房　見上原文

講義第七冊終